Datos para padres sobre
la lactancia materna

Edición abreviada

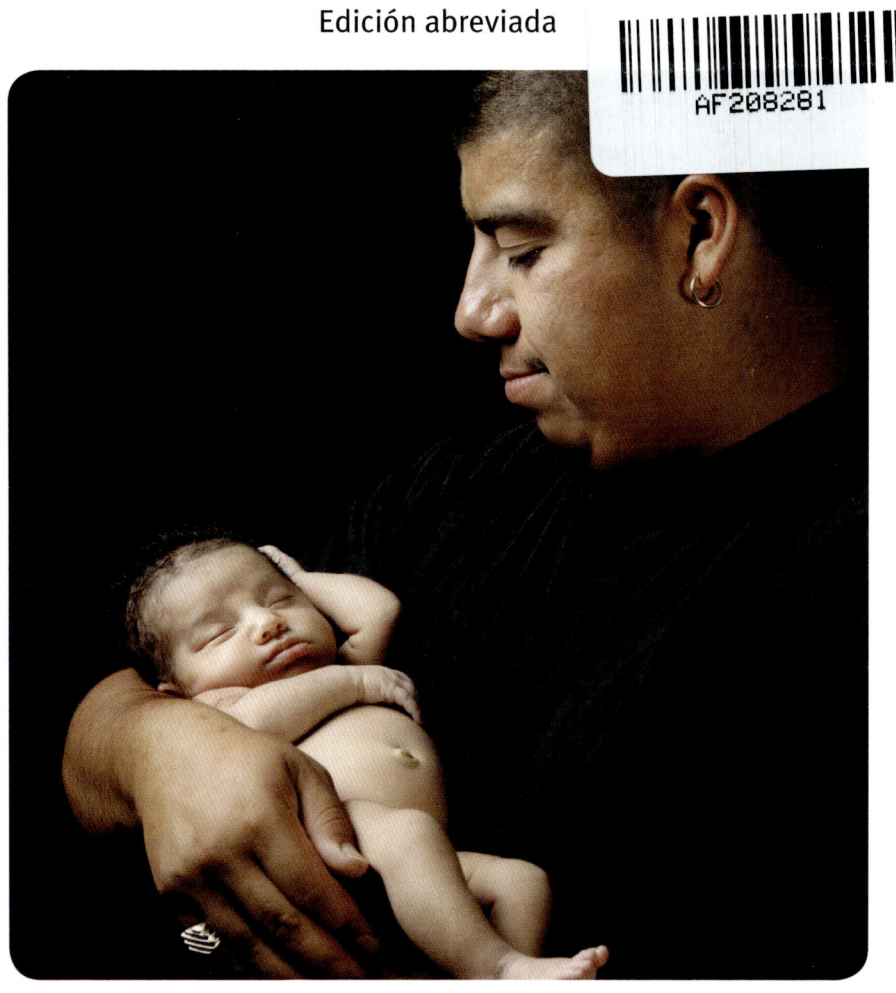

Platypus Media, LLC
Washington, D.C.

Este folleto no pretende reemplazar el consejo de su asesor de salud. Los lectores y sus familias deben consultar regularmente con un asesor profesional de salud. Este libro no pretende sustituir a su médico. Es una guía informativa general y un recurso de referencia. El autor y el editor no asumen ninguna responsabilidad médica o legal.

Editora Ejecutiva: Dia L. Michels, Washington, D.C.
Editora en Jefe: Judy Torgus, LLL Leader, River Grove, IL
Traducido por: Alicia Fuentes, Washington, D.C.
Consultores de Español: Maria del Pilar Suescum, Washington, D.C.
 Karen Rivera Geating, Washington, D.C.
 Ali Trujillo, Washington, D.C.

Diseño de Proyecto: Andrew Barthelmes, Peekskill, NY
 Deb Stover, Image Media, Sterling, VA
 Blue Bike Communications, Washington, D.C.

Datos para padres sobre la lactancia materna
Edición Abreviada
 Español ISBN 13: 978-1-930775-54-1
 eBook ISBN 13: 978-1-930775-74-9
 Inglés ISBN 13:978-1-930775-51-0
 Inglés eBook ISBN 13: 978-1-930775-58-9

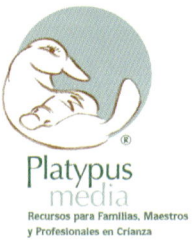

Platypus Media, LLC
725 Eighth Street, SE
Washington, D.C. 20003
Tel: 202-546-1674
Fax: 202-546-2356
Sitio Web: PlatypusMedia.com
Email: Info@PlatypusMedia.com

Para solicitar catálogo, un permiso de reimpresión o información sobre compras al por mayor, sírvase contactarnos a la dirección indicada arriba.

Distribución para venta en los Estados Unidos por:
 National Book Network
  (301) 459-3366 • Llamada gratuita: 800-462-6420 • Fax: 800-338-4550
  CustomerCare@NBNbooks.com • www.NBNbooks.com
 NBN international (worldwide)
  NBNi.Cservs@IngramContent.com • Distribution.NBNi.co.uk

13 12 11 10 9 8 7 6 5 4

Impreso en los Estados Unidos de América

¿Por qué es tan importante la lactancia materna?

¡Felicidades! Ahora que eres padre, vas a descubrir las múltiples formas en que un bebé transforma la vida de un hombre. Te convertirás en su maestro, entrenador y modelo.

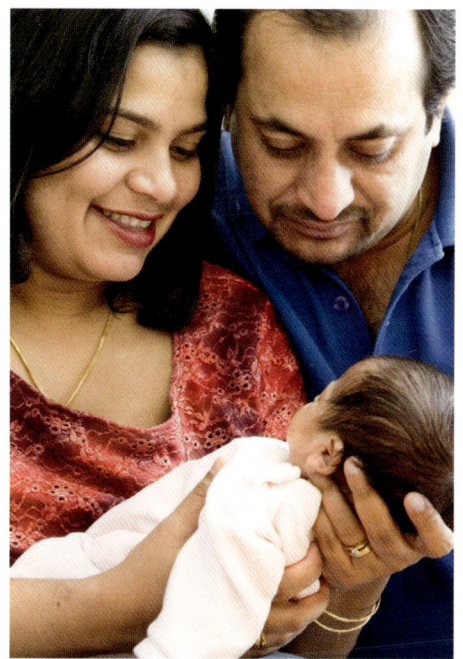

Como padre, ayudarás a tomar decisiones importantes para tu familia. La lactancia materna es una maravillosa oportunidad de ofrecerle lo mejor a tu bebé, a tu pareja y a tu familia. Te sorprenderá saber que la leche materna es la única comida que tu bebé necesita durante los primeros seis meses de vida.

La lactancia materna ofrece la nutrición perfecta para tu bebé.

Además:

- Protege a ambos, mamá y bebé, de muchas enfermedades (como alergias y enfermedades contagiosas).

- Acerca mamá y bebé y les ayuda a amarse.

- Ayuda al bebé a desarrollar dientes fuertes, los músculos de la mandíbula y la vista.

- Tranquiliza a la mamá y al bebé, y les ayuda a reducir tensión y ansiedad.

- Ayuda a su bebé a convertirse en un adulto inteligente, delgado, saludable y feliz.

- Te ahorra mucho dinero... ¡porque es gratis!

La lactancia materna no es solo sobre la madre y su bebé. Tu apoyo es una parte importante de la decisión de amamantar de una madre. ¡Tu opinión importa! Cuando apoyas a la madre de tu bebé en la lactancia, tu familia disfruta todos los beneficios.

Lo que recomiendan los médicos

Según la Organización Mundial de la Salud, el bebé de un millonario alimentado con fórmula infantil es menos saludable que el bebé de la familia más pobre pero alimentado con leche materna.

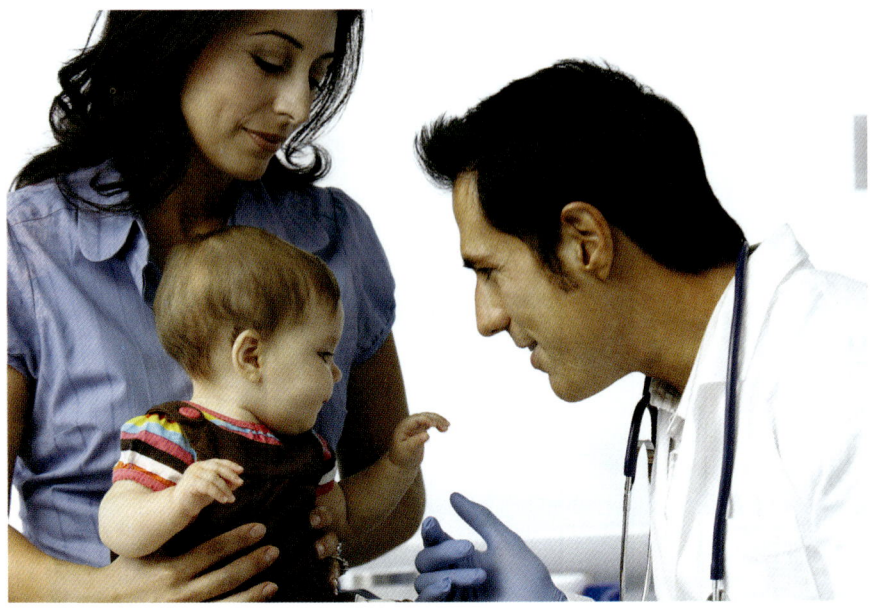

Todos los médicos que atienden bebés y niños concuerdan que la leche materna es el alimento más perfecto y más natural. De hecho, los bebés deberían recibir sólo leche materna fresca y pura durante los primeros seis meses de su vida, esto significa nada de agua, jugo o alimento sólido.

Después de los seis meses, el bebé debe continuar bebiendo leche materna, pero ahora tú y mamá pueden ofrecerle otros alimentos (uno a la vez). Es preferible que mamá continúe amamantando hasta el primer cumpleaños del bebé, e incluso más si ella y su bebé desean hacerlo.

La leche materna es un alimento poderoso. Protege al bebé contra alergias, infecciones de oídos y otras enfermedades. Además, el bebé digiere la leche materna mucho más fácilmente que otros alimentos. ¡El bebé criado con leche materna es un bebé muy afortunado!

Criar sin alimentar

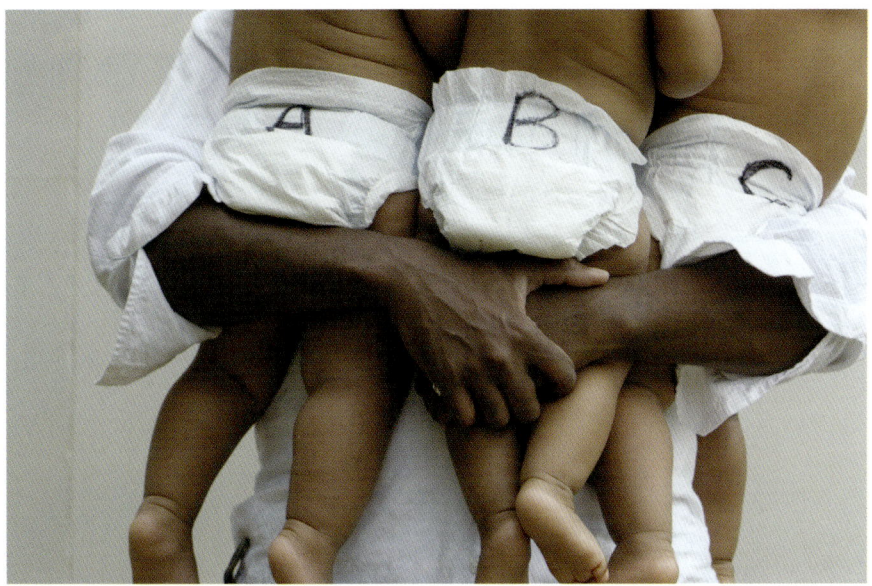

Muchas personas creen que la alimentación es la forma más importante de participar en la vida de un bebé. Es posible que los papás se sientan excluidos durante los primeros meses mientras la mamá amamanta. Algunos papás desean alimentar a su bebé con un biberón para no sentirse excluidos, pero hay otras formas de desarrollar lazos con su bebé.

Los papás juegan un papel único y positivo dentro de la familia. Papá es la primera persona que le demuestra al bebé que la alimentación no es la única forma de mostrar amor.

Los padres pueden pasar tiempo con sus bebés de muchas formas: bañándolos, abrazándolos, contándoles historias, llevándolos de paseo, o simplemente acompañándolos. Al observarte y escucharte, tu bebé aprende a jugar y a usar palabras. Pronto podrás ayudar a tu bebé a explorar el mundo que está más allá de los brazos de mamá.

¿Por qué amamantar a tu bebé?

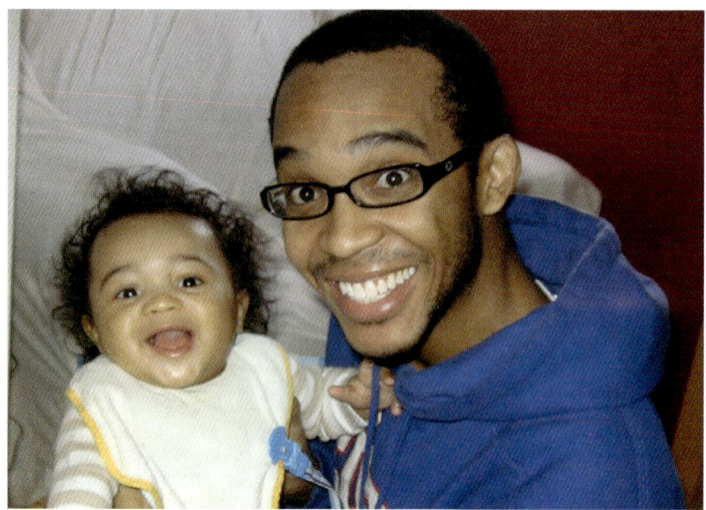

Los bebés alimentados con leche materna son más felices y sanos que aquellos alimentados con fórmula. ¿Por qué?

La lactancia materna:

- Brinda al bebé alimento fácil de digerir.

- Ayuda a la madre a desarrollar vínculos con su bebé.

- Fortalece el sistema de inmunidades del bebé.

- Da al bebé anticuerpos de la madre que protegen contra infecciones.

- Protege contra sarampión, varicela y otras enfermedades contagiosas.

- Fomenta el crecimiento y el desarrollo normal.

- Protege a los bebés prematuros contra la hipotermia y otras enfermedades que afectan el estómago e intestino del bebé.

- Fomenta el desarrollo sano de la dentadura y la vista del bebé.

- Se adapta para satisfacer las necesidades de los bebés prematuros y de bajo peso al nacer.

- Ayuda a desarrollar las destrezas verbales, de lectura, y de matemáticas y la capacidad de resolver problemas.

- Ahorra tiempo y dinero.

Beneficios para toda la vida

La lactancia materna tiene ventajas que empiezan en la niñez pero duran toda la vida de tu bebé

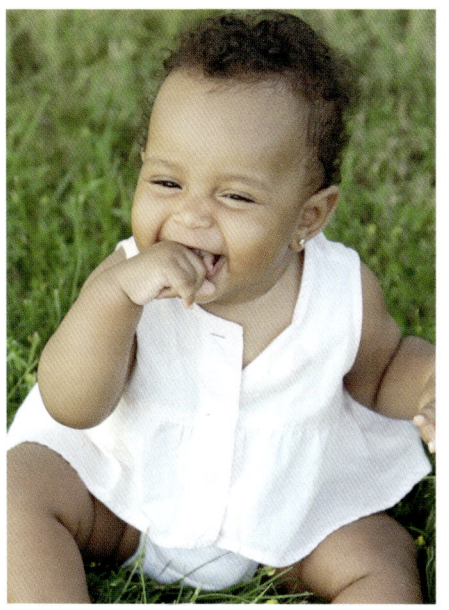

Mucha gente desconoce que los bebés alimentados con leche materna son más sanos durante toda su vida. Este no es el caso con respecto a los bebés alimentados con fórmula, quienes no reciben las vitaminas, nutrientes y anticuerpos que ofrece la leche materna. Como resultado, los bebés alimentados con fórmula se enferman más a menudo y requieren más atención médica que los bebés amamantados.

Algunas otras diferencias entre los bebés alimentados con leche materna o con fórmula son:

- Cuando son mayores, los bebés alimentados con leche materna frecuentemente tienen menores niveles de estrés, ansiedad y depresión que aquellos alimentados con fórmula.

- Los bebés alimentados con fórmula tienen tasas más altas de asma y alergias.

- Los bebés alimentados con fórmula tienen tasas más altas de algunos tipos de cáncer, diabetes y enfermedades de los huesos.

- Los bebés alimentados con leche materna registran coeficientes de inteligencia más altos durante la infancia y la adolescencia.

- Al crecer, los bebés alimentados con leche materna son menos obesos que aquellos criados con fórmula.

¡La leche materna es un regalo que perdura toda la vida!

¿Realmente es tan mala la fórmula?

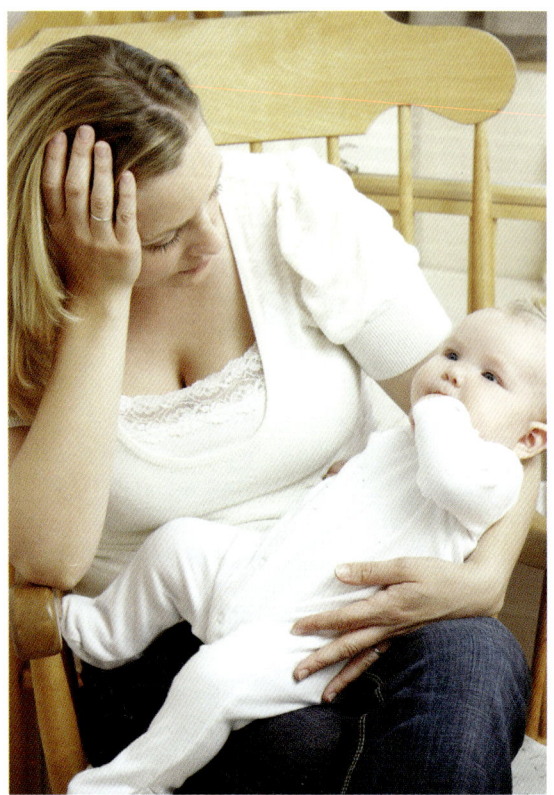

La fórmula infantil fue originalmente desarrollada para salvar a los huérfanos. Sin tener quién les amamantara, los huérfanos morían de hambre. ¡La fórmula era un salvavidas!

Sin duda la fórmula infantil es un buen alimento para bebés que no pueden ser amamantados. Sin embargo, no contiene todos los ingredientes importantes que contiene la leche materna. Sólo la leche materna contiene anticuerpos; células vivas que ayudan a los bebés a defenderse contra enfermedades.

La leche materna es un líquido viviente perfectamente diseñado para tu bebé; la fórmula no. Para los bebés es más difícil digerir la fórmula porque esta no contiene todos los nutrientes necesarios para estimular el movimiento intestinal.

¡También puede ser peligrosa! Ciertas marcas de fórmula fueron retiradas del mercado en los Estados Unidos porque contenían salmonella y partículas diminutas de vidrio. En varios otros casos, se descubrió fórmula adulterada en los estantes de las tiendas. (El polvo genuino había sido extraído, distribuido en el mercado negro, y sustituido por una imitación falsa de apariencia similar.) La única manera de asegurar que tu bebé no esté expuesto a estos peligros es evitar darle fórmula y amamantar exclusivamente.

Una mamá más feliz y saludable

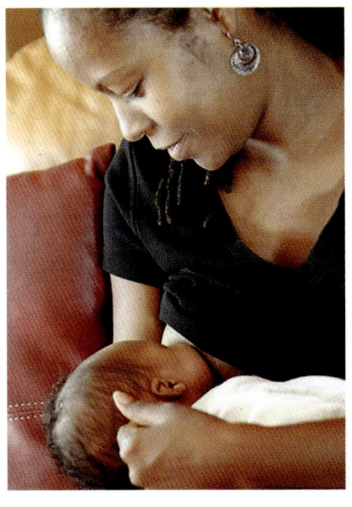

La lactancia materna beneficia tanto al bebé como a la mamá. Las madres que amamantan se recuperan más pronto del parto y tienen menor riesgo de hemorragia. También recuperan su peso normal más rápidamente porque queman 500 calorías adicionales por día (¡equivalente a correr de tres a cinco millas!).

Al dar de mamar, la madre reduce su riesgo de contraer ciertas enfermedades comunes entre las mujeres, como cáncer de ovarios, cérvico y de la mamá, así como enfermedades de los huesos.

Las mujeres que amamantan se sienten más confiadas y menos ansiosas que aquellas que alimentan con biberón. Esto se debe a que la lactancia materna produce dos maravillosas hormonas, la oxitocina y la prolactina, que ayudan a la madre a sentirse tranquila y relajada. Los científicos creen que la prolactina realmente ayuda a la mamá a criar y relacionarse emocionalmente con su bebé.

Al apoyar la lactancia materna, ahorras dinero, fomentas buena salud y ayudas a la gente a tu alrededor a vivir una vida más feliz y menos estresante.

Sexo y la mujer en lactancia

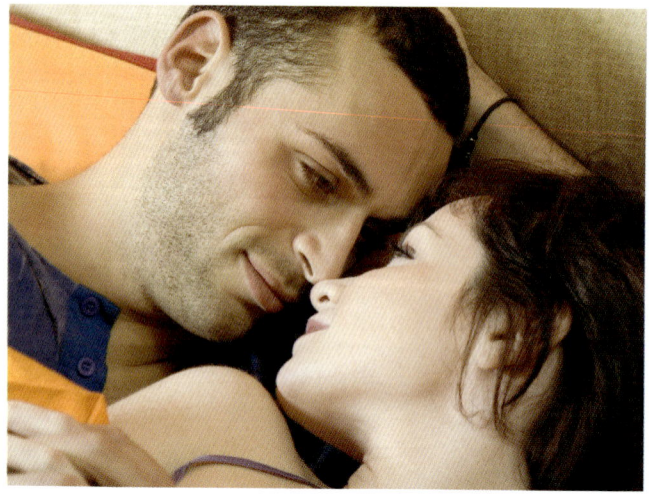

Las nuevas mamás en general tienden a interesarse menos por el sexo luego de tener un bebé y durante la lactancia. A veces, los papás sienten lo mismo. Muchas mujeres se sienten agobiadas y cansadas cuidando a un nuevo bebé. Las nuevas mamás pueden sentirse incómodas o menos atractivas sexualmente porque sus cuerpos han cambiado. Muchas mujeres sienten dolor durante el sexo los primeros meses después de parto. Todas estas inquietudes son perfectamente naturales.

¿Sabías qué?

- La mayoría de las parejas sienten temores acerca del sexo después del nacimiento de su bebé.

- La mayoría de las parejas no disfrutan del sexo durante algunos meses después del alumbramiento.

- Leche materna puede brotar de los pezones de la mujer durante el sexo.

- La mayoría reporta que, después de un tiempo, su actividad sexual regresa a lo normal e incluso aumenta.

- Muchas mujeres tienen más confianza sexualmente luego de dar a luz.

Muchas parejas reportan que recuperaron su interés en el sexo una vez que pudieron apartar tiempo para el sexo y una vez que sus hábitos de dormir regresaron a lo normal.

Intenta esto...

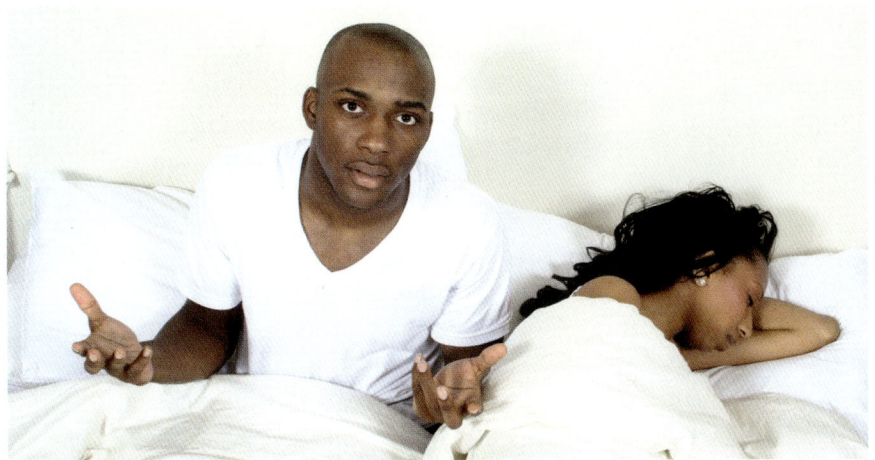

Puedes hacer varias cosas, tanto dentro como fuera del dormitorio, para ayudarte tanto a ti como a tu pareja a disfrutar del sexo nuevamente después de nacer tu bebé:

- Trata de hablar, acariciar y apoyar a tu pareja lo más posible.

- Ayuda a tu pareja a relajarse. Ella puede sentirse tensa o ansiosa por su apariencia o temer sentir dolor. Ten calma, bríndale apoyo y confianza.

- Encuentra posiciones que sean cómodas para ambos, utiliza lubricante para aliviar la resequedad y el dolor y, recuerda, tómate tu tiempo.

- Haz un plan para el sexo. Esperar el momento conveniente puede ser imposible luego de nacer el bebé.

- Mantén la mente abierta mientras se acostumbran. Ábrete a otras formas de intimidad.

- Mantén abierta la comunicación y comparte tus sentimientos con tu pareja.

- Intenta preparar la cena o llevar a los otros niños a dar un paseo. Esto le dará a ella unos minutos para relajarse sola o para acercarse más a su nuevo bebé.

- Atiende tú al bebé un rato para darle un descanso a tu pareja.

- Cuídense ambos, duerman suficiente, pasen tiempo con amigos y familiares y consuman comidas nutritivas.

- Tengan paciencia y continúen con una actitud positiva.

¿Podemos dormir con nuestro bebé?

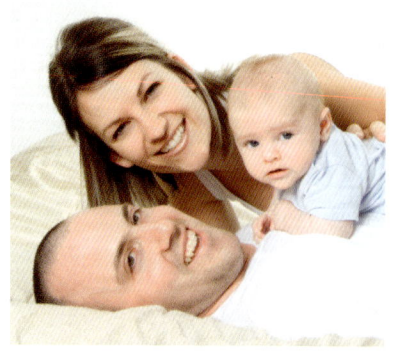

¡Por supuesto! Las mamás que están amamantando a menudo se llevan al bebé a la cama para facilitar la lactancia de noche. Dormir con tu bebé puede ser muy confortante para la familia y crea oportunidades para acurrucarse, contar historias, cantar y leer.

Dormir con tu bebé puede ser una experiencia maravillosa, pero debe ser hecho con cuidado. Los padres que desean dormir con sus bebés deben estudiar cómo hacerlo sanamente. Los riesgos incluyen la posibilidad de que el bebé se enrede en la ropa de cama, quede atrapado entre el colchón y el marco de la cama o de la pared, o sea lastimado si alguno de los padres, un hermano o una mascota le rueda encima. Algunas guías para dormir de manera sana y segura con tu bebé son:

1. Duerme siempre sobre un colchón firme y plano. Nunca duermas con tu bebé sobre un sofá, un sillón, silla reclinable, o colchón suave.
2. No duermas con tu bebé si tú o tu pareja fuman—aun cuando no fumen dentro de la casa.
3. Debes estar sobrio. El consumo de alcohol o drogas afecta tu capacidad de responder a las necesidades de tu bebé. Si estas endrogado, embriagado o medicado, no duermas con tu bebé.
4. El bebé debe dormir del lado de mamá, no entre mamá y papá. No debe haber nadie más en la cama—ya sean niños, mascotas o juguetes de peluche.
5. Nunca dejes a tu bebé solo en una cama para adultos.

Las madres que no amamantan tienden a tener menos conciencia del movimiento de su bebé y no deben dormir directamente a su lado. Aunque las madres que alimentan a sus bebés con biberón no deben compartir sus camas con ellos, sí pueden compartir sus dormitorios, de manera que los bebés duerman dentro de los dormitorios de sus padres sobre superficies para dormir separadas. Las mamás frecuentemente colocan a los bebés al alcance de sus brazos, en una cuna o un moisés, justo al lado de sus camas.

Cuando no se recomienda amamantar

En la mayoría de los casos, la leche materna es la mejor opción para los bebés. Sin embargo, hay unas pocas ocasiones en que no se recomienda amamantar. Algunas excepciones se mencionan abajo. Siempre debes consultar casos individuales con tu asesor de salud y con un asesor en lactancia.

- Una madre no debe amamantar si utiliza anfetaminas, drogas estimulantes, metadrina, ritalina, cocaína, o crack. Estas podrían envenenar a tu bebé.

- Si la madre es VIH positivo o tiene SIDA, debe consultar a un médico o asesor en lactancia para discutir las alternativas para alimentar al bebé.

- Si la madre del bebé tiene cáncer y recibe quimioterapia, no puede amamantar mientras esté en tratamiento. Sin embargo, podrá hacerlo luego de completar el tratamiento.

- Si el bebé tiene galactosemia, necesitará ser alimentado con una fórmula especial. Esta es una condición sumamente rara.

- Si la madre del bebé está tomando algún medicamento, debe consultar con su asesor de salud. La gran mayoría de medicamentos de venta libre y de venta bajo receta médica pueden ser usados sin peligro por las mamás durante la lactancia. Son muy pocos los casos en que un medicamento pueda ser dañina durante la lactancia.

Mamá debe amamantar aunque...

- Ella fume—aunque el bebé se verá afectado por la nicotina que es nociva, y otros químicos que pasan a través de su leche, la leche materna sigue siendo mejor que la fórmula. Por supuesto, ella debe intentar dejar de fumar o reducirlo más posible.

- Tu bebé esté enfermo, tenga diarrea u otros problemas intestinales—la leche materna le ayudará a sanar.

- Mamá tenga un resfrío, gripe o bronquitis—el bebé debe seguir siendo amamantado para recibir anticuerpos de la leche materna.

Preguntas frecuentes

¿Con qué frecuencia debe amamantar Mamá?

En las primeras semanas, la mamá debe tratar de amamantar de ambos pechos en cada alimentación. Primero un pecho... hasta que el bebé deje de mamar. Esto generalmente ocurre después de unos 15 o 20 minutos. Luego, debe ofrecer el otro pecho. Los bebés saben cuánta leche necesitan.

Tu bebé debe ser amamantado cuando muestre señales de hambre. Estas señales incluyen retorcerse, chuparse los puños, lamerse los labios, o girar la cabeza en busca del pecho. Puedes ayudar a estando atento a estas señales en tu bebé. Los bebés sanos de término completo pueden mamar incluso cada hora, o en algunos casos, hasta cada cuatro horas. Cada bebé es diferente. Mamá y papá deben observar a su bebé—no el reloj—en busca de señales de hambre.

¿Podría haber otro embarazo durante la lactancia?

Generalmente toma algún tiempo después del parto para que una madre que esté dando pecho quede embarazada nuevamente.

Este plazo de tiempo varía de una mujer a otra. Aproximadamente una de cada cinco mujeres podría quedar embarazada antes de tener la primera menstruación post-parto. Si no están dispuestos a arriesgarse, deben utilizar algún método anticonceptivo para evitar un embarazo. Las opciones incluyen la mini-pastilla, el anillo anticonceptivo, un diafragma o condones.

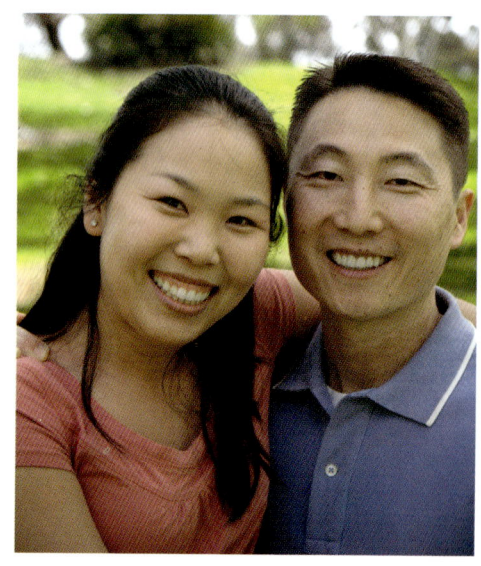

No se recomienda la píldora anticonceptiva oral combinada porque puede reducir la cantidad de leche disponible. Consulten con un asesor de salud profesional para obtener consejos y sugerencias.

¿Cómo saber si mi bebé está recibiendo suficiente leche?

Durante la primera semana, puedes saberlo con solo mirar la caca de tu bebé. Al principio, debe ser negra y pegajosa. Ya para el tercer o cuarto día, debe ser verduzca. Luego, gradualmente, se tornará un amarillo claro. Si para el tercer día ya está clara, probablemente ya está recibiendo suficiente leche. Tu bebé debería tener dos pañales mojados el segundo día, tres pañales el tercer día y cuatro en su cuarto día. Para finales de la primera semana, debería tener entre seis y ocho pañales mojados por día y dos o tres de caca. La

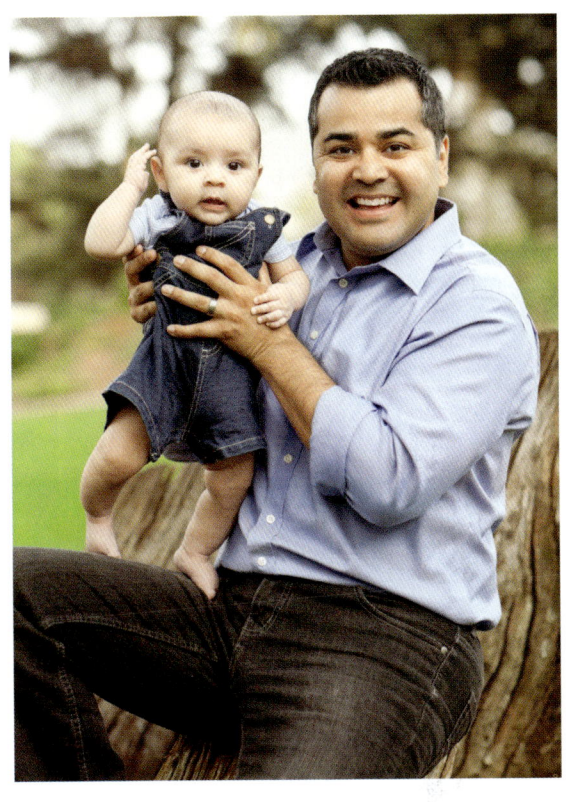

caca de bebés amamantados es suelta y se asemeja mucho a la mostaza. Esto no es diarrea. Rara vez les da diarrea a los bebés amamantados, y si les diera, es aguada y maloliente. Si tu bebé está feliz, ganando peso y si mama cuando lo necesita, probablemente está recibiendo suficiente leche.

¿Duele amamantar?

No. Si causa dolor, es porque hay algún error en la forma en que el bebé está mamando del pecho. Los pezones podrían sentirse sensitivos al principio, pero, aparte de eso, amamantar no debe ser doloroso. Si duele, mamá debe acudir a un consultor en lactancia.

¿No será avergonzoso en público?

No hay razón alguna para que una madre exponga todo su pecho para amamantar en público. Es fácil para la mujer amamantar discretamente siempre que cuente con la ropa correcta. Una blusa holgada que pueda levantarse o que pueda desabotonar desde la cintura para arriba le permitirá alimentar al bebé sin exponer su seno—el bebé cubrirá el pezón y la parte inferior del seno y la blusa cubrirá la parte superior del seno. Algunas mujeres colocan una frazada ligera sobre el hombro para cubrirse. También pueden comprar blusas y vestidos especialmente diseñados para lactancia o blusas con piezas de tela o aperturas ocultas. Tú puedes ayudarla a practicar ser discreta antes de salir en público o ella puede practicar frente a un espejo.

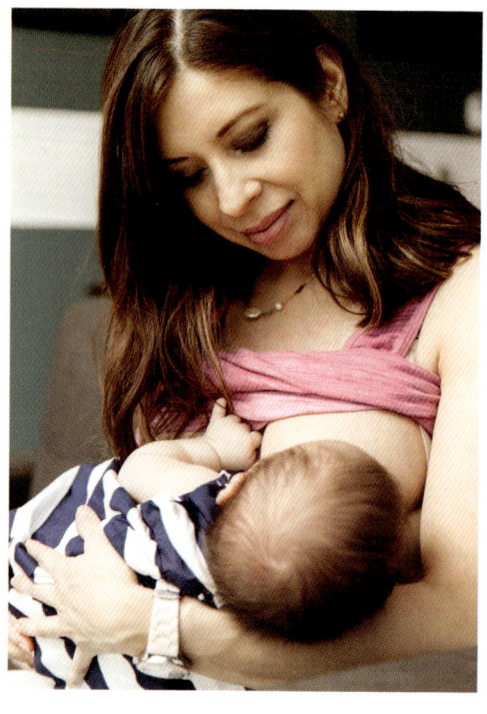

Es perfectamente legal amamantar en público en los Estados Unidos de América.

¿Y qué del alcohol y lactancia?

Cuando mamá consume alcohol, éste pasa a su bebé a través de la leche materna. El efecto del alcohol sobre el bebé lactante está directamente relacionado a cuánto consume la madre. Si bebe ocasionalmente—o se limita a beber un trago o menos por día—el bebé recibe una pequeña (pero no nociva) cantidad de alcohol. Si mamá consume alcohol en grandes cantidades, los efectos secundarios nocivos para el bebé serán somnolencia, sueño profundo y aumento anormal de peso. Mamá también se arriesga a ver una reducción en el reflejo de eyección de leche si consume más de dos tragos diarios.